G.-H. NIEWENGLOWSKI

LA LUTTE
CONTRE
LA TUBERCULOSE

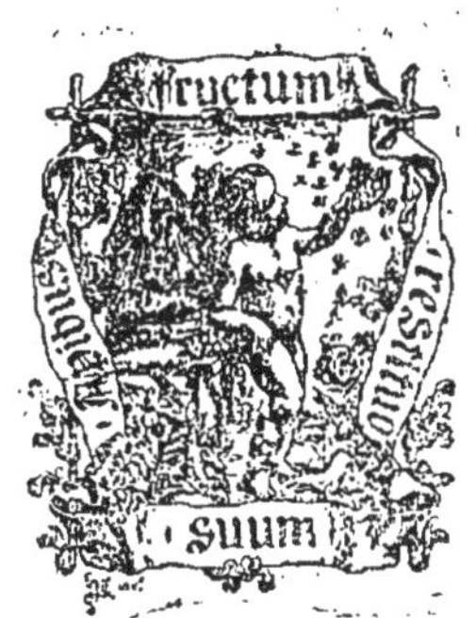

PARIS
SOCIÉTÉ D'ÉDITIONS SCIENTIFIQUES
4, rue Antoine-Dubois, 4

1899

LA LUTTE CONTRE LA TUBERCULOSE

G.-H. NIEWENGLOWSKI

LA LUTTE

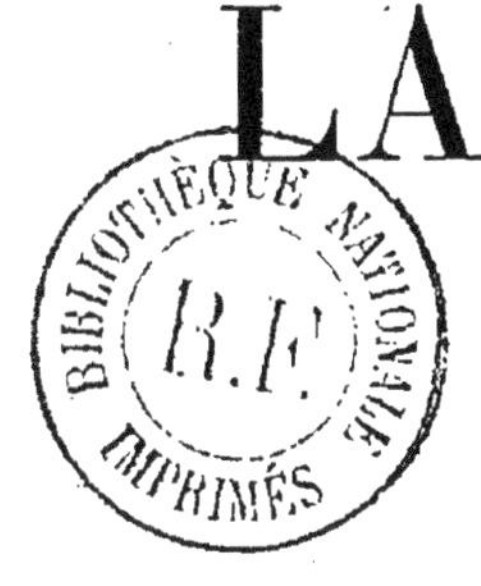

CONTRE

LA TUBERCULOSE

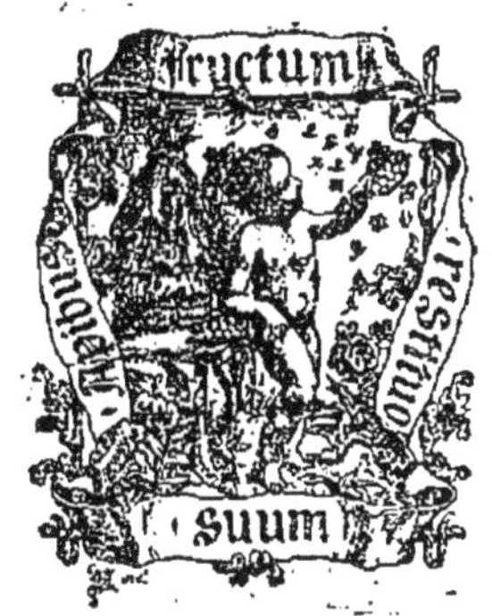

PARIS
SOCIÉTÉ D'ÉDITIONS SCIENTIFIQUES
4, rue Antoine-Dubois, 4

1899

PRÉFACE

La tuberculose est la plus répandue des maladies infectieuses, c'est-à-dire des maladies contagieuses. Apprendre au public comment on peut l'éviter, comment on peut enrayer la marche de cette maladie que le professeur Grancher considère comme la plus curable des maladies chroniques, tel est le but de cette brochure, qui n'est en grande partie que la réunion d'articles publiés dans La Science française (1). En luttant contre la tuberculose, on évitera non-seulement ce véritable fléau, mais encore nombre d'autres maladies.

(1) G.-H. Niewenglowski. — *La lutte contre la tuberculose*, nos 190, 192, 193, 195, 196, 198, 200 et 207 de La Science française.

LA LUTTE
CONTRE LA TUBERCULOSE

La
Tuberculose, maladie microbienne.

I

La tuberculose, à elle seule, provoque plus de décès que toutes les autres maladies contagieuses. Les statistiques nous apprennent qu'elle touche un quart des individus qui composent une génération et en tue plus du sixième. Elle est plus meurtrière que le choléra, dont les épidémies de 1832 à 1853 ont fait dans le département de la Seine 57.135 victimes ; la tuberculose en fait 14.000 par an dans le même département. Il ne lui faut donc que quatre ans pour opérer l'œuvre de destruction pour laquelle le choléra demande vingt et un ans. Et cependant le choléra effraye plus le public que la tuberculose, qui est néanmoins l'une des maladies les plus redoutables.

La tuberculose commune (1) s'attaque le plus souvent aux jeunes gens ; ses débuts présentent les aspects les plus variés. La plupart du temps elle débute par une laryngite ou une bronchite qui revient

(1) Il existe un grand nombre de formes cliniques de la tuberculose, on les trouvera décrites en détail dans le mémoire du Dr A.-F. Plicque sur *Les formes cliniques de la phtisie pulmonaire*, couronné par l'Académie de médecine (Prix Béhier, 1894). — G. Carré et C. Naud, éditeurs.

à tout instant, par ce qu'on appelle vulgairement un « rhume négligé » ; parfois par un crachement de sang qui survient sans cause appréciable dans le cours d'une santé en apparence excellente (Dieulafoy) ; quelquefois par une pleurésie qui souvent se répète.

A partir de ce moment, le malade est fréquemment atteint d'une toux sèche, quinteuse ; il crache peu, mais ses crachats sont parfois striés de sang. Il pâlit et prend l'apparence de l'anémique ; il maigrit, perd ses forces, ressent souvent une douleur poignante au niveau du sternum ; il a peu d'appétit, digère mal. Ces symptômes, notamment la toux, n'apparaissent souvent que très longtemps après les signes du début (pleurésie, bronchite, crachement de sang) et généralement n'apparaissent que par intermittence. Aussi, pendant cette période, « dont la durée peut être très longue, bon nombre de tuberculeux se considèrent à peine comme malades, ils toussent mais ils crachent peu, ils ont peu ou pas de fièvre ; ils se croient atteints d'une simple bronchite, ils ne changent rien à leur vie ordinaire, jusqu'au jour où survient une hémoptysie (1) qui leur donne l'éveil ou une aggravation de sympômes avec lesquels il faut compter. » (Dieulafoy).

Le plus souvent l'amaigrissement est lent ; mais au bout d'un temps parfois très long, il évolue rapidement ; la consomption apparaît ; la tuberculose devient la *phtisie* : « Les joues et les tempes se creusent, les pommettes se colorent, les cils et les sourcils se développent, la conjonctive prend une teinte bleutée, la dernière phalange des doigts se développe, l'ongle s'hypertrophie et s'incarne (doigt hippocratique). En même temps surviennent tous les symptômes de cette période : la fièvre, les sueurs profuses qui baignent la poitrine et la tête, surtout pendant le sommeil ou au réveil ; les vomissements alimentaires, les battements de cœur, les points de côté

(1) Crachement de sang.

(névralgie intercostale ou pleurésie) ; les troubles de la voix et de la déglutition (phtisie laryngée). La fièvre redouble tous les soirs (fièvre hectique), le dévoiement est fréquent (diarrhée cachectique ou tuberculose intestinale) ; l'amaigrissement est extrême, les pieds sont enflés (œdème cachectique), la langue est parfois couverte de muguet. Au milieu de cette déchéance générale, les facultés intellectuelles sont habituellement intactes, l'illusion est parfois complète, et c'est dans un état de consomption voisin de la mort, que le malade, confiant dans sa guérison, ou se croyant atteint d'une bronchite sans gravité, se livre aux plus beaux projets » (1). Telle est la marche la plus habituelle de la tuberculose.

La tuberculose, maladie éminemment infectieuse dont nous venons de tracer le tableau, est due à un bacille, découvert par Koch, bacille se présentant sous la forme de petits bâtonnets allongés ayant 3 millièmes de millimètres environ de longueur et environ 3 dix-millièmes de millimètres d'épaisseur.

La principale caractéristique de ce bacille est sa grande résistance aux agents physiques et chimiques ; à l'état sec, il n'est détruit ni par le froid ni par une température de 100°. Des crachats desséchés de tuberculeux, réduits en poussière, sont encore virulents au bout de six mois.

Il peut entrer dans l'organisme par de nombreuses voies ; il peut être ingéré avec les aliments, L'aliment le plus dangereux à ce point de vue est le lait ; aussi est-il recommandé de le soumettre à l'ébullition avant de le consommer. La chair d'animaux tuberculeux n'est que très rarement contagieuse ; il n'en est pas de même de la cervelle, du foie, du cœur, des rognons.

Une plaie est une porte d'entrée fréquemment utilisée par le bacille de Koch ; de nombreuses observa-

(1) Dieulafoy, professeur de clinique médicale de la Faculté de médecine de Paris. Manuel de Pathologie interne.

tions ont été faites à ce sujet : un charpentier se donne un coup de hache sur le genou ; il a la mauvaise idée de panser sa plaie avec un mouchoir renfermant des crachats suspects ; peu de jours après, une tumeur blanche apparaît à l'articulation du genou.

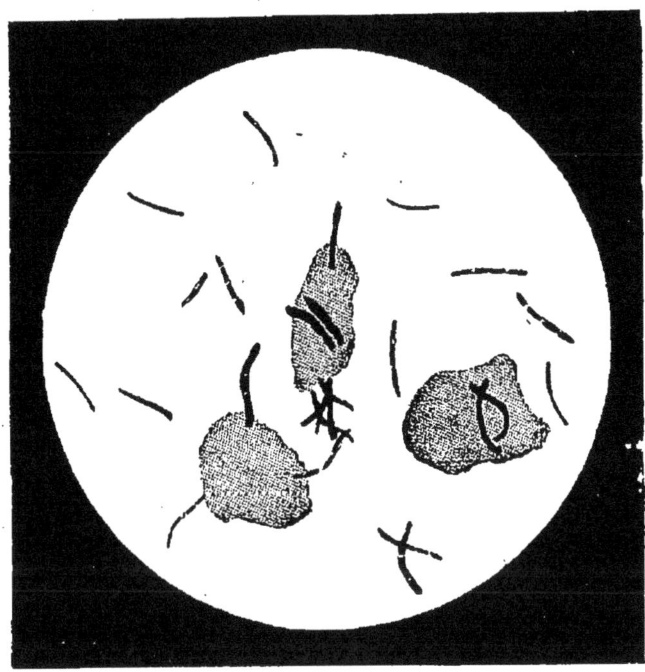

Fig. 1. — Bacille de la tuberculose.

Plus fréquemment, c'est par les voies respiratoires que le bacille pénètre dans l'organisme, amené dans les poussières produites par des crachats desséchés de tuberculeux.

Quel que soit l'endroit de l'organisme où les bacilles arrivent finalement, ils s'y développent plus ou moins, selon la résistance qu'ils éprouvent, engageant une véritable lutte avec les cellules de l'organisme. Celles-ci, au moment de l'envahissement ont le dessus. « Les cellules du tissu envahi, dit M. E. « Duclaux dans son livre : *Le microbe et la maladie*

« (en parlant de n'importe quel microbe), sont nombreuses, bien installées chez elles et ont, comme grenier de réserve, l'organisme tout entier. Celles du parasite se comptent d'ordinaire par unités, n'apportent rien avec elles en dehors de leurs besoins et de leur fécondité, doivent dès lors tout trouver dans le milieu où elles s'implantent et le trouver de suite, sans quoi elles sont exposées à périr sur place ou à être expulsées »

Aussi, contrairement à ce que l'on croit généralement, la tuberculose est curable. D'après les professeurs Brouardel et Grancher, elle est la plus curable des maladies chroniques.

Mais il faut, pour qu'il puisse ainsi se défendre, que l'organisme attaqué soit bien portant ; aussi la question de terrain joue-t-elle un grand rôle. Les sujets faibles, mal nourris, soumis à des fatigues prolongés, sont facilement atteints.

Un des exemples les plus nets de l'influence du terrain est fourni par le régiment des pompiers de Paris. Tout à coup, de 1885 à 1887, la phtisie pulmonaire y devint quatre à huit fois plus fréquente qu'à l'ordinaire ; en 1888 elle redescendit aussi brusquement à son taux habituel. C'est qu'après l'incendie de l'Opéra-Comique en 1887, le perfectionnement des méthodes de secours eut pour conséquence immédiate de provoquer un surmenage, un excès de fatigue chez les hommes qui, tout en faisant leur service courant, durent apprendre les nouvelles manœuvres. On ne prit aucune mesure prophylactique contre cet état de choses, mais on améliora la nourriture des hommes. En février 1888, le Conseil municipal vota une augmentation journalière de 0 fr. 40 par homme (ce qui porta de 0 fr. 88 à 1 fr. 20 la somme employée chaque jour à la nourriture d'un homme). Immédiatement ont vit diminuer considérablement le nombre d'accidents dus à la tuberculose.

Une erreur très répandue est de croire que la tuberculose ne s'attaque qu'au poumon, alors que tous les organes peuvent être également frappés : les voies digestives, le système nerveux, les os, les articulations peuvent être atteints. La tuberculose peut être localisée à l'œil, à l'oreille, etc. ; quand elle est localisée, une intervention chirurgicale, accompagnée et suivie d'un traitement général, peut être d'un grand secours.

Néanmoins, les lésions pulmonaires sont les plus fréquentes, d'où le nom de « poitrinaires » donnés vulgairement aux tuberculeux. Outre le bacille de Koch, on trouve dans les lésions tuberculeuses du poumon, toute une armée de microbes qui s'y établissent comme en pays conquis et contribuent pour leur part aux progrès de la maladie. On ne connaît pas de traitement spécifique de la tuberculose ; toutes les tentatives ont échoué, et il est probable que de nombreuses recherches sont encore nécessaires. Car, comme l'a dit Roux : « La question de la tuberculose est de celles qui ne pourront être résolues que « par des recherches longuement et patiemment « poursuivies ; il ne faut pas compter qu'on nous « apportera tout d'un coup la *découverte éclatante* ; « elle nous arrivera sans doute, en plusieurs fois, « morceau par morceau. »

Par contre, nous avons deux moyens de lutte puissants contre la terrible maladie.

1° Eviter autant que possible la contamination. Voilà qui semble facile, mais qui est en réalité d'une application difficile. Il faudrait pour atteindre ce but, l'entente de tout le monde ; ce qui ne semble pas aisé à obtenir. Car, bien qu'il y ait près de dix ans que ces questions ont été soulevées, discutées et vulgarisées, la force d'inertie du public est si puissante que les résultats obtenus sont insignifiants. Et cependant les statistiques montrent clairement que l'influence de la contagion est plus importante que l'hérédité, à laquelle il ne faut attribuer qu'un sixième des cas observés. Il en résulte que sur les 150,000 Français qui succombent chaque année à la tuberculose, 125,000 auraient échappé au fléau s'ils s'étaient mis à l'abri de la contagion.

2° Mais comme le disait, à juste titre, le médecin militaire Kelsch à l'Académie de médecine, la prophylaxie ne suffit pas, la **question de terrain jouant un grand rôle** ; la tuberculose est l'aboutissant de toutes les causes de déchéance de l'organisme. Nous sommes tous plus ou moins bacillifères ; mais ce sont les occasions qui nous rendent bacillisables. Nous devons donc veiller à avoir toujours une bonne santé générale, à ce que notre organisme présente toujours une forte résistance, non-seulement au bacille de la tuberculose, mais encore à tous les bacilles qui nous menacent.

II

Prophylaxie.

La contagion de la tuberculose est aujourd'hui un fait absolument démontré par mille et mille observations. Nous en citerons une, des plus caractéristiques, que nous empruntons à une petite brochure due au Dr Demmler : « Maladies et moyens de défense » (1) :

Un cavalier du 10e régiment de cuirassiers, homme fort et admirablement constitué, issu de parents robustes, entre dans mon service à l'hôpital de Versailles et succombe au bout de peu de temps à une tuberculose aiguë du poumon droit. Les renseignements qu'il m'avait donnés de son vivant m'avaient appris qu'il avait occupé dans une des chambres de la caserne un des coins du local, où avaient séjourné successivement un cavalier mort un an auparavant d'une affection pulmonaire, puis quelques semaines auparavant un homme réformé pour bronchite suspecte. Est-il possible de voir dans ce cas de tuberculose aiguë chez un homme vigoureux, sans antécédents héréditaires, ayant à peine deux mois de service, une autre cause que la contamination par les débris de crachats des deux autres malades dont l'affection était très probablement une tuberculose — débris de crachats mêlés aux poussières du sol et des murs ?

(1) *Bibliothèque scientifique des écoles et des familes*, n° 55.

Certains faits semblent contraires à l'idée de la contagion. On a cité de nombreux cas d'employés ou d'ouvriers tuberculeux dont aucun membre de la famille n'a été atteint. Mais, en réalité, si leurs parents n'étaient pas contaminés, ils avaient transmis leur maladie à leurs camarades d'atelier ou de bureau. Tel est le cas suivant, extrait d'un ouvrage que nous aimerions voir dans toutes les mains, édité par la Société de médecine publique et d'hygiène professionnelle et intitulé : « *Les maladies évitables* » :

Un employé de bureau, tuberculeux, crache partout dans son bureau contenant 22 employés. En deux ans, sur ces 22 employés, 14 deviennent tuberculeux (il y avait là les deux conditions réunies : contagion et vie enfermée) ; le bureau ayant été désinfecté et l'emploi du crachoir ayant été rendu obligatoire, il ne s'y est plus produit un seul cas de tuberculose.

Dans ces cas, la famille n'est pas atteinte parce que le malade, ne passant guère que la nuit chez lui, y crache moins souvent qu'au bureau et à l'atelier ; et les camarades, au contraire, ont été contaminés parce que leurs occupations les prédisposaient (question de terrain).

Comme nous l'avons déjà dit et ne saurions trop souvent le répéter, le principal agent de contagion de la tuberculose est le crachat, surtout le crachat desséché. Le crachat peut d'ailleurs porter aussi les germes d'autres maladies (oreillons, érysipèle, pneumonie, rougeole, diphtérie etc.). Aussi la question des crachoirs a-t-elle fait l'objet de nombreuses discussions tant à l'Académie de médecine qu'au dernier Congrès de la tuberculose.

Obtenir que tout le monde crache dans des crachoirs qui détruisent le microbe, ou tout au moins le rendent incapable de nuire, semble être le meilleur moyen d'enrayer les progrès du mal. Malheureusement c'est là une chose bien difficile à obtenir et qui, cependant, ne peut guère porter ses fruits que si elle est universelle.

Il ne suffit pas d'utiliser le crachoir ; il faut encore qu'il remplisse certaines conditions. C'est ainsi que la plupart de ceux qui existent sont on ne peut plus défectueux. Tel est le cas de ces crachoirs pleins de sable que l'on rencontre posés par terre dans les hôtels, dans les grands magasins, dans les monuments publics même ! La présence du sable facilite en effet, on ne peut plus, la dessiccation du crachat qui, devenant poussière, est enlevé au moindre zéphyr pour venir flotter dans l'air jusqu'à ce qu'il pénètre dans nos poumons, y apportant avec lui le germe de la tuberculose qui, s'il ne se développe pas tout de suite, attendra le moment où le terrain sera favorable. De plus, le crachoir est on ne peut plus mal placé par terre ; très souvent, pour ne pas prendre la peine de se baisser, on crache soit sur le sol, à côté du crachoir, soit sur le mur à côté.

Ainsi, les seuls crachoirs convenables doivent être placés à une certaine hauteur du sol, un mètre environ, accrochés au mur ou supportés par un pied assez haut, et remplis d'une solution antiseptique. De nombreuses substances peuvent être employées ; mais la solution la plus pratique est certainement celle indiquée par M. Miquel :

Eau........................	1.000
Chlorure de sodium..........	20
Chlorure mercurique (*sublimé*).	2

On a recommandé l'emploi de l'acide phénique. Mais son odeur le fait difficilement accepter.

Il ne suffit pas d'installer de tels crachoirs fixes ; il faut encore que, dehors, en voiture, en wagon, le tuberculeux puisse placer en bon endroit ses crachats ; il y a bien le mouchoir, mais il est d'une pratique détestable. Aussi a-t-on imaginé les crachoirs de poche.

Pour que l'emploi du crachoir de poche se généralise, il faut qu'on le fasse entrer dans les mœurs, que celui qui crache ailleurs — qu'il soit ou non tuberculeux — passe pour un être mal élevé. Ou bien il faudrait pouvoir défendre à « tout tuberculeux déambulant de polluer la rue de ses *excreta* au même titre qu'il est défendu de polluer les fontaines ou les puits par les *dejecta* cholériques, dysentériques ou typhoïdiques » (Landouzy).

De nombreux modèles de crachoirs de poche ont été imaginés ; ceux de M. le Dr H.-L. Petit, de M. R. Simon, du Dr Vaquier et de M. Detiveiler passent pour les meilleurs. On peut en fabriquer aisément un de la façon suivante, indiquée au Congrès de la tuberculose par le Dr Chuquet, de Cannes (1) : On choisit un flacon à émeri en verre jaune ou bleu, à large goulot, d'une contenance d'environ 100 grammes et on le ferme au moyen d'un bouchon de caoutchouc peu serré. Dans le flacon on introduit une petite quantité d'ouate de tourbe au sublimé, préalablement trempée dans l'eau, puis pressée. Un tel crachoir est simple, mais suffisant. Pour le nettoyer, on enlève avec une pince l'ouate souillée pour la jeter au feu, et on nettoie le crachoir comme on doit le faire pour n'importe quel modèle, qu'il soit de poche ou non Il ne suffit pas en effet d'avoir un crachoir ; il faut encore en détruire le contenu. Il faut se garder, comme on le conseille souvent, de le jeter dans les fosses d'aisance, à moins de l'avoir au préalable parfaitement stérilisé. Pour peu que, dans le cas du fameux tout à l'égout, le courant de chasse soit rapide, les germes risqueraient de se propager par l'épandage.

Le mieux est, toutes les fois qu'on le peut (c'est ce qui se fait à l'hôpital Boucicaut), de stériliser le crachoir à l'étuve sous pression, avant de le vider. Quand on ne dispose pas de ce moyen, le mieux est de brûler le contenu et de laver l'intérieur avec une solution antiseptique, telle que la liqueur de Miquel dont on doit le remplir.

Les crachats sont, nous l'avons dit, le principal véhicule du bacille de la tuberculose ; mais l'usage du crachoir ne suffit pas entièrement pour éviter la contagion. Il faut aussi stériliser le linge des tubercu-

(1) *La Presse Médicale*, n° 69, 20 août 1898, p. 103.

leux, notamment ses mouchoirs, bien que nous ayons dit qu'il ne doit cracher dedans que le moins possible. Il faut aussi éviter les poussières dans la pièce où il vit, et, pour cela, le mieux est de remplacer le balayage à sec, l'époussetage par l'emploi d'un linge humide, passé sur le parquet tous les jours, linge qui doit être brûlé après son emploi.

Il est bon d'imperméabiliser le plancher et de rendre sa surface unie, ce que permet aisément la paraffine, en opérant comme l'a indiqué M. Annequin : On commence par obturer toutes les fentes ou fissures au moyen d'un mastic convenable (1) puis on y coule de la paraffine bouillante sur 2 à 3 millimètres d'épaisseur ; après refroidissement, on rabote avec une raclette et on frotte légèrement à la paille de fer pour enlever l'excès de paraffine qui peut resservir. La paraffine n'étant attaquée par aucun acide ou alcali, ce paraffinage dure plusieurs années ; il permet le nettoyage au moyen d'un linge humide, imbibé au besoin d'une solution antiseptique ; il suffit après le lavage de passer un chiffon de laine pour donner un beau brillant au parquet.

Outre les crachats, il faut aussi tenir comme suspects : le pus provenant de suppurations osseuses, d'abcès froids, de tumeurs blanches, les matières fécales provenant d'un intestin tuberculeux, etc.

Après les poussières, les aliments sont le véhicule le plus fréquent du bacille de la tuberculose et, parmi eux, le plus suspect est certainement le lait. Or, nous verrons que 99 fois sur 100, l'enfant de

(1) M. Annequin recommande le mastic suivant :

Blanc d'Espagne................	540
Colle forte......................	180
Terre de Sienne..................	150
Terre d'ambre....................	110
Terre calcinée....................	20

Si le parquet est ciré on commence par enlever toute la cire en le passant à la paille de fer ; on applique le mastic avec un couteau à mastiquer, en traçant des rainures sur la surface, pour faciliter l'adhésion de la paraffine qu'on coule après avoir laissé le mastic sécher 48 heures.

parents tuberculeux ne naît pas tuberculeux, mais avec une prédisposition à la tuberculose, avec un terrain favorable pour le développement du bacille. C'est donc le plus souvent par contagion, et non par hérédité, que l'enfant de tuberculeux est lui-même tuberculeux. Aussi, dès la naissance doit-il être éloigné de ses parents et confié à une nourrice exempte de toute trace de tuberculose (aussi bien d'ailleurs que de n'importe quelle autre maladie), habitant à la campagne et dans une maison non habitée par des tuberculeux.

Si, pour des raisons ou d'autres, il doit être élevé au lait de vache, celui-ci doit être stérilisé avec le plus grand soin. Ce n'est d'ailleurs pas uniquement contre la tuberculose qu'il est nécessaire d'agir ainsi ; de nombreuses maladies seront ainsi évitées. Aussi n'hésitons-nous pas à reproduire les instructions récemment rédigées par MM. Pierre Budin, Comby, Miquel, Roux et Paul Strauss :

Les procédés de conservation du lait par l'addition de substances chimiques constituent des pratiques frauduleuses. Elles tombent sous le coup de la loi.

Quand le lait doit être consommé dans les vingt-quatre heures, il suffit qu'il soit chauffé à cent degrés pour donner une sécurité suffisante. Ce lait doit être conservé dans le vase où il a été chauffé et mis au frais.

D'habitude on fait bouillir le lait en vase ouvert. S'il ne doit pas être immédiatement consommé, et si l'on veut le couvrir, il faut attendre son refroidissement, ou passer le couvercle à l'eau bouillante. Mais le plus sage est de mettre le lait au frais quand il a bouilli.

Le lait destiné aux nourrissons doit être réparti en flacons clos, contenant la quantité qui sera consommée en une fois Les flacons seront chauffés au bain-marie et maintenus pendant trois quarts d'heure dans l'eau bouillante.

Les enfants prennent le lait souvent par petites quantités à la fois. Si, pour chaque repas, on puisait dans les provisions de la journée, à chacune de ces manœuvres on introduirait de nouveaux germes dans le lait et on perdrait le bénéfice du chauffage. Il vaut donc mieux répartir à l'avance dans les flacons le lait destiné aux nourrissons. Ces flacons contiendront la quantité nécessaire pour un repas.

Avant d'employer les flacons, on les lavera à grande eau, puis on les égouttera. Une fois qu'on y aura mis la quantité de lait suffisante, on refermera, soit avec un tampon de ouate introduit dans le goulot, soit avec un linge lié autour du col, soit avec des bouchons de caoutchouc ouverts pour cet usage.

Les flacons seront ensuite placés dans un support spécial, un panier métallique par exemple, ils seront introduits avec le panier, dans la marmite contenant de l'eau froide, et on chauffera jusqu'à l'ébullition qui sera maintenue pendant trois quarts d'heure. Inutile de dire que le goulot ne pénètrera pas dans l'eau de la marmite. Ce temps écoulé, on retirera le panier et on mettra au frais.

Au moment du repas on fait tiédir le flacon au bain-marie. Quand il est arrivé à une température invariable, on le débouche et on adapte sur le goulot une tétine propre, qui a été bouillie.

Dans ces conditions ce lait passe de la bouteille dans l'estomac de l'enfant, aussi pur que du lait qui viendrait du sein de la mère.

Lorsque le coupage du lait aura été prescrit, c'est avant la stérilisation qu'on ajoutera la quantité d'eau potable nécessaire.

Du lait reste-t-il dans le flacon, il ne faudra point plus tard le donner à l'enfant ; il se trouve souillé par les microbes de la bouche qui ont passé par l'ouverture de la tétine ; ces microbes pullulent rapidement dans le lait et l'altèrent.

Tout flacon vide devra être immédiatement et soigneusement nettoyé Pour cela, on fera usage d'eau carbonatée de cristaux (carbonate de soude) ou d'eau savonneuse, qui enlèveront plus facilement les matières grasses ; on rincera ensuite à grande eau. Ce nettoyage est très important, car s'il reste un peu de lait du flacon, il s'aigrit et peut faire cailler le lait qu'on y verse ensuite.

Si un ou plusieurs flacons n'ont pas été ouverts et si l'on veut les utiliser le lendemain, on devra chauffer de nouveau au bain-marie et les laisser pendant trois quarts d'heure dans l'eau bouillante.

Parmi les animaux, la vache, le bœuf, le cheval,

les oiseaux, deviennent facilement tuberculeux. Fort heureusement les muscles — qui constituent la chair, la viande — d'animaux tuberculeux ne sont dangereux que s'ils sont eux-mêmes atteints de lésions tuberculeuses. Il n'en est pas de même du cœur, des reins, du foie, de la moelle osseuse qui doivent être suspectés. C'est pourquoi, comme nous le verrons, la viande crue joue un grand rôle dans l'alimentation des phtisiques. Somme toute, l'aliment le plus redoutable en matière de contagion est le lait et encore est-il facile de le rendre incapable de nuire.

III

La Question de terrain.

Nous avons déjà dit qu'il ne suffit pas d'avaler ou de respirer des poussières contenant le bacille de la tuberculose pour devenir tuberculeux. Il faut encore que ces microbes rencontrent un terrain favorable à leur développement. Lorsqu'ils arrivent dans un organisme sain, c'est-à-dire capable de résister, leur présence ne cause aucun dégât. C'est d'ailleurs ce qui explique pourquoi, bien que tous nous portions en nous les microbes de la tuberculose, nous ne sommes pas tous atteints par cette maladie. Et ce que nous disons de la tuberculose, nous pourrions le dire de toute maladie microbienne, ou à peu de chose près. Les conseils que nous donnerons seront donc des conseils généraux ; nous verrons quelles précautions il faut prendre pour éviter la tuberculose et d'autres maladies.

C'est un fait bien connu que les microbes ou autres parasites ne se développent que très difficilement dans l'organisme d'individus sains ; un exemple frappant en est donné par la gale des animaux domestiques, due à un petit être organisé, un *acarus* presque visible à l'œil nu, qui vit dans les couches superficielles de la peau. Si on transporte de ces acarus sur la peau d'animaux bien nourris et bien portants, ils ne peuvent y vivre et ne s'y multiplient pas. Mais si on débilite l'animal en le nourrissant mal, en le laissant dans une étable sale, la gale se développe et s'étend. Si on améliore l'alimentation d'animaux galeux, si on les fait sortir souvent, si on nettoie et aère leur étable avec soin, la gale ne tarde pas à les quitter, sans que l'on ait fait intervenir le moindre traitement.

Il nous suffira donc de rappeler les règles les plus élémentaires de l'hygiène pour montrer comment on peut et doit se mettre à l'abri des maladies : « C'est par une bonne hygiène qu'on peut éviter les maladies de toutes sortes ; aussi peut-on dire : pratiquer une bonne hygiène, c'est contracter une assurance dont les bénéfices sont la longévité et la santé pour soi, pour son entourage et pour sa descendance » (1).

S'assurer une santé générale continue, voilà le but que nous devons toujours chercher à atteindre. « Un homme sain, bien portant, bien nourri, dont tous les organes sont en bon état, dépensent sans fatigue, reçoivent sans excès, résistera facilement à telle maladie qui triomphera d'un organe vicié, appauvri, surmené, atteint sur un point quelconque de misère physique ou physiologique. » (Duclaux) (2).

Il est indispensable, pour que l'organisme puisse conserver une bonne santé, qu'il soit endurci ; cet endurcissement doit être pratiqué progressivement, dès la plus tendre enfance. Il n'est pas de meilleure manière de prédisposer les enfants à la maladie que de les élever, comme on dit, dans une boîte à coton.

Il faut, dès leur naissance, accoutumer les enfants au froid, il ne faut pas les habituer à rester dans une chambre chauffée ; la vie au grand air autant qu'elle peut être pratiquée, est ce qu'il y a de mieux. Apprendre à lutter contre le froid, c'est habituer l'enfant aux exercices de corps destinés à entretenir

(1) Dr Bouloumié. *Les maladies évitables.*
(2) *Le microbe et la maladie*, p. 230.

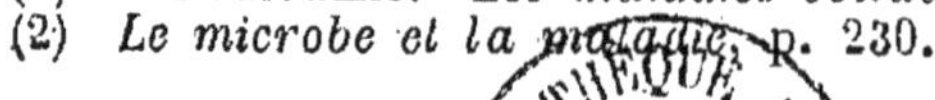

la chaleur naturelle. Mais il ne faut pas abuser des exercices. Parmi eux, l'un des meilleurs est certainement la marche ; la bicyclette est encore un bon exercice, mais que l'enfant ne doit pas pratiquer avant l'âge de douze ans, à condition d'avoir une machine appropriée à sa taille, de ne pas dépasser la mesure de ses forces et de s'arrêter au seuil de la fatigue. En outre l'exercice de la bicyclette ne doit être permis qu'aux enfants *sains* et ne présentant pas le moindre trouble du côté de la nutrition. La gymnastique, à condition que la progression suivie soit lente, est bonne.

Mais il faut, par une alimentation convenable, réparer les pertes causées dans l'organisme par l'exercice, sans néanmoins aller jusqu'à l'excès.

Parmi les aliments dont il faut particulièrement éviter l'excès, nous citerons l'alcool qui altère les fonctions du système nerveux, de l'appareil digestif, de l'appareil circulatoire. Aussi les alcooliques sont-ils sujets aux maladies contagieuses et principalement à la tuberculose qui fait parmi eux de très nombreuses victimes.

Il faut d'ailleurs éviter l'excès dans tout, éviter l'exagération du bien-être.

« On ne peut nier, en effet — dit le Dr Demmler (1) — qu'avec un luxe trop raffiné, des soins trop délicats, trop de précautions pour éviter toute peine physique, on arrive vite à un état d'apathie qui entraîne avec lui la dépression de tout notre système nerveux et le ralentissement de notre nutrition. Pensez-vous que l'enfant revêtu d'habits luxueux, qui le gênent dans la liberté de ses allures, pourra prendre le même développement physique et jouira de la même liberté d'organes, que celui revêtu d'un vêtement simple, ample, ne gênant pas les mouvements de la respiration, et n'entraînant pas par le poids des étoffes ou la multiplication des effets, des transpira-

(1) Dr A. Demmler. — Maladies et moyens de défense. (*Bibliothèque scientifique des écoles et des familles.*)

tions exagérées et, par suite, des refroidissement fréquents. Peut-on méconnaître combien le port d'un corset trop serré produit de désordre chez la femme, en déplaçant les organes abdominaux, en déterminant sur les organes digestifs une irritation continue, par suite de compression exagérée. » Chez la jeune fille ou la jeune femme dont la formation n'est pas encore achevée, rien ne prédispose à la tuberculose comme cette mode insensée de vouloir faire « taille fine ». La contriction continuelle qu'exerce sur la cage thoracique un corset trop serré a pour effet de refouler les cinq ou six dernières côtes, ce qui donne au thorax la forme d'un baril au lieu de la forme conique qu'il doit avoir normalement. Il en résulte un refoulement vers le haut des poumons dont le développement ne peut se faire complètement ; de plus le diaphragme devient incapable de jouer son rôle dans les mouvements respiratoires ; aussi l'appareil respiratoire devient-il plus susceptible d'être atteint par la tuberculose.

L'habitation doit aussi être choisie avec soin ; l'air et la lumière doivent y venir avec abondance. « *Là où le soleil et l'air n'entrent pas, le médecin entre souvent,* » dit un vieux proverbe persan qu'on devrait avoir toujours présent à l'esprit. Il n'est, en effet, de meilleur microbicide que le soleil. Et cependant, combien de personnes ont bien soin, lorsque le soleil se montre, de fermer volets et persiennes, de peur de laisser chauffer leur chambre à coucher, ou ronger la couleur de leurs tentures et rideaux par le soleil ! Et d'abord toutes les couleurs ne passent pas au soleil : ensuite, il n'est rien de plus mauvais comme un excès de rideau ; moins il y en a, moins on a de nids à poussières, c'est-à-dire à microbes ; les rideaux de lits, en outre, entravent la circulation de l'air. A ce propos rien n'est plus mauvais que de coucher dans une pièce toujours fermée et chauffée ; une excellente pratique consiste à dormir la fenêtre ouverte, toutes les fois que cela est possible, c'est-à-dire que le temps n'est pas humide ; s'il fait froid on en est quitte pour se bien couvrir.

Comme le plus souvent on est habitué à dormir complètement enfermé, on commencera par entr'ouvrir la fenêtre d'une pièce communiquant avec la chambre à coucher ; puis on finira par ouvrir la fenêtre même de la chambre, en fermant les volets.

Le Dr Castaing a imaginé en 1889 un dispositif très simple qui permet l'aération continue des habitations par tous les temps, dispositif qui lui a valu le prix Bellion, de l'Académie des Sciences.

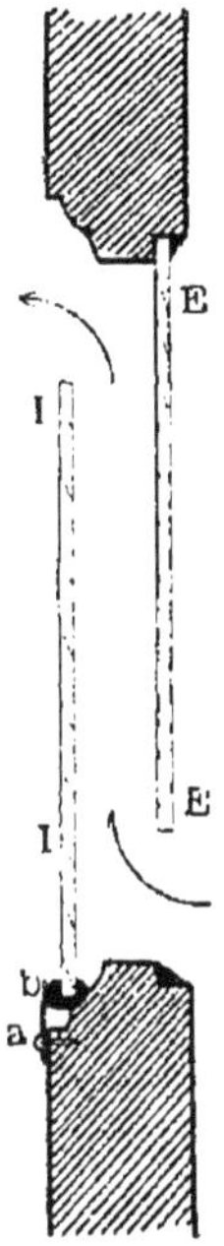

« Il consiste à « placer à la partie supérieure de chaque fenêtre des vitres doubles formées de deux glaces parallèles et très rapprochées mais incomplètes : la glace extérieure E E laissant un espace libre par le bas, la glace intérieure I I, un espace semblable par le haut. Les deux vitres forment ainsi un couloir étroit dans lequel l'air du dehors s'engage par la partie inférieure pour ressortir en haut dans l'intérieur de la pièce, au voisinage du plafond. Cette disposition permet à l'air de se renouveler partout également d'une façon incessante, et à l'air nouveau de se diffuser très régulièrement sans produire nulle part de courant incommode ou dangereux. De plus, en raison de l'étroitesse et de la longueur du couloir que l'air doit traverser, elle empêche les accélérations incommodes que tendraient à produire la poussée exagérée du vent ou la pénétration de la pluie que les rafales y pourraient projeter. Le principe est des plus simples, l'application en est des plus faciles et n'entraîne aucune dépense. Le résultat pourtant est merveilleux (1) ».

E
I
E
I
b
a

Fig. 2.

Les précautions dont nous venons de parler sommairement et qui ne sont que les règles les plus élémentaires de l'hygiène (que nous n'avons pas toutes rappelées ayant laissé de côtés celles qui sont bien

(1) *Potain.* Rapport sur le prix Bellion. Académie des sciences, séance du 19 décembre 1898.

connues, telles que propreté du corps, du linge de corps, etc.) doivent être notamment observées — et rigoureusement — par les personnes que leur état de santé indique comme des « candidats à la tuberculose ».

Telles sont, comme nous l'avons déjà dit, les personnes qui viennent d'être soumises à un surmenage, quel qu'il soit, dont l'organisme vient d'être affaibli par une maladie, etc.

Nous insisterons particulièrement sur l'enfant : « La lutte contre la tuberculose (a dit avec raison le médecin en chef du dispensaire de l'œuvre des enfants tuberculeux, au dernier Congrès de la tuberculose) ne peut être couronnée de succès que si elle concerne l'enfance d'abord, l'enfance qui est et doit être la pépinière entourée de tous nos soins et de nos préoccupations, puisque d'elle doivent sortir des forêts d'arbres robustes et sains. » Il importe surtout de prendre toutes ces précautions hygiéniques comme le faisait remarquer, au Congrès, le Dr Léon Derecq, de Paris, aux périodes de convalescence de certaines maladies telles que la rougeole, la coqueluche, la grippe, de veiller sur l'enfant encore débilité par elles et exposé par suite à devenir tuberculeux.

Il en est de même comme nous l'avons vu, de tous les enfants qui ont des tuberculeux parmi leurs ascendants. Car, répétons-le, de tels enfants, s'ils ne naissent pas tuberculeux, naissent « candidats à la tuberculose » et, pour peu qu'on laisse faiblir leur organisme, le deviennent.

Si, malgré toutes ces précautions, on devenait tuberculeux, il sera facile de lutter, en augmentant ces soins, à condition d'être prévenu dès les débuts de la maladie comme nous allons le voir, en étudiant le traitement de la tuberculose.

IV

Le traitement hygiénique de la tuberculose.

Comme nous l'avons déjà dit, il n'existe pas de médicament spécifique de la tuberculose ; aucun vaccin ne permet encore d'en préserver l'homme ; aucun sérum ne permet encore de l'en guérir sûrement. Et cependant la tuberculose est curable ; nous avons expliqué comment l'organisme avait tendance à emprisonner les colonies de bacilles ; mais il faut avons-nous dit, que l'organisme soit assez puissant pour résister.

Le meilleur traitement de la tuberculose consistera donc à venir en aide à l'organisme, à lui fournir non seulement les matériaux nécessaires à son entretien habituel, mais encore une ration supplémentaire destinée à lui fournir les forces nécessitées par la lutte. Outre ce traitement nécessaire dont nous parlerons tout à l'heure avec détails, il y a parfois lieu d'intervenir chirurgicalement ; c'est ce que l'on doit faire toutes les fois que les bacilles se sont fixés dans des endroits accessibles ; tel est le cas des arthrites ou des adénites tuberculeuses des membres (tumeur blanche du genou par exemple). Et encore ne faut-il intervenir que si l'état général du sujet le permet et si on peut le faire de bonne heure.

Quel que soit le siège du bacille, l'intervention aussi bien médicale que chirurgicale a d'autant plus de chances de réussir qu'on agit plus tôt. Aussi le diagnostic précoce de la tuberculose joue-t-il un grand rôle dans le traitement.

C'est pourquoi, il ne faut pas hésiter, au moindre soupçon, à aller consulter le médecin. La percussion, l'auscultation permettent de déceler la tuberculose à ses débuts, souvent même avant que l'on trouve des bacilles dans les crachats. L'examen bactériologique de ces derniers devra toujours être pratiqué : la présence du bacille de Koch dont les crachats est un signe indiscutable de tuberculose.

L'emploi des rayons X, à condition d'employer une source d'énergie électrique puissante, permet, comme l'ont montré le professeur Bouchard d'une part, le médecin-major Kelsch d'autre part, de constater la tuberculose pulmonaire à ses débuts. MM. Bouchard, Claude et Béclère ont nettement décrit au Congrès de la tuberculose les indications fournies par les rayons X.

Quand les poumons sont absolument sains ils sont transparents et, sur l'écran radioscopique, on voit nettement l'ombre de la clavicule se détacher sur la masse claire des poumons ; au contraire, les moindres lésions se distinguent nettement par les petites granulations qu'on voit sur l'écran. Souvent l'image est enveloppée d'une sorte de voile et de brouillard et la clavicule est floue ; le défaut de netteté de la clavicule est un indice des plus nets des défauts de perméabilité du poumon. En outre le diaphragme se soulève beaucoup moins chez un tuberculeux, que chez un sujet normal, même aux débuts de la maladie, et cet abaissement du diaphragme se voit très bien sur l'écran.

Nous ne saurions trop le répéter, beaucoup de tuberculeux seraient sauvés, si l'on commençait à les traiter d'assez bonne heure. Mais malheureusement, c'est souvent à la conduite du malade ou de son entourage qu'il faut attribuer les ravages de la tuberculose. « Qu'arrive-t-il le plus souvent ? dit le Dr P. Merklen (1). Au début, le tuberculeux a une petite toux « sèche, il se plaint d'étouffement en montant les « escaliers, la marche le fatigue, il éprouve des « moments de lassitude et de faiblesse, le tout entrecoupé de rémissions relatives. Aussi néglige-t-il de « s'adresser au médecin, trop confiant dans l'avenir, « et bien assuré que « cela ne sera rien » et que « cela se passera ». « Il croit à une légère bronchite, « il suppose un commencement d'asthme ; ou bien

(1) Dr P. Merklen. *La Tuberculose, son traitement hygiénique* (Bibliothèque utile).

« c'est de l'anémie due à un travail excessif. Il se soi-
« gne lui-même, prend quelques jours de repos, va
« à la campagne et ressent souvent une réelle amé-
« lioration. Il se considère comme guéri. Ses pa-
« rents, ses amis partagent son illusion, ou, dans la
« crainte de l'effrayer, simulent toute tranquillité d'es-
« prit à son égard. Bien plus, ils hésitent parfois à trai-
« ter le malheureux bacillaire suivant les règles qui
« s'imposent pour ne pas le mettre en éveil sur la na-
« ture de son mal. C'est ainsi que le début de la tuber-
« culose est une période de tâtonnements, de tergi-
« versations, où l'on perd le temps le plus précieux.

« Et la phtisie ? La phtisie marche, et d'autant
« plus vite que rien ne vient l'enrayer. Les bronchi-
« tes succèdent aux bronchites, de plus en plus tena-
« ces et déprimantes. La lassitude du début devient
« permanente, et la nuit d'abondantes sueurs épui-
« sent le malade. A ce moment, il songe au médecin,
« ou bien son entourage l'éclaire sur cette soi-disant
« bronchite et le presse de se traiter énergique-
« ment.

« Que de bacillaires commencent leur traitement
« dans ces conditions! Nul doute que, s'ils se soignaient
« au début, leur maladie ne puisse être enrayée dans
« une large mesure. Mais les tuberculeux rappellent
« bien trop souvent les célèbres gendarmes, et,
« comme eux, ils arrivent trop tard. Ils arrivent,
« pour se traiter, quand il n'y a plus guère possibi-
« lité d'arrêter l'évolution du mal, quand on peut tout
« au plus en ralentir la marche, sans espoir de le
« juguler. »

Nous ne saurions trop insister sur ce tableau que nous voyons à tout instant autour de nous.

Il est aussi indispensable que le tuberculeux *connaisse son état*, mais aussi qu'il sache que sa maladie est curable s'il a soin de se soigner dès le début de la maladie ; le traitement est alors des plus simples.

Il consiste en effet d'une part à appliquer soigneusement les règles d'hygiène que nous avons rappelées dans notre dernier article et, d'autre part, à augmenter la nourriture : le tuberculeux doit manger plus qu'un homme bien portant. « L'estomac, a dit Daremberg, est la place forte des phtisiques, l'alimentation leur plus grand moyen de défense. »

Il faut donc employer tous les moyens possibles pour arriver à faire manger beaucoup le tuberculeux. Il faut pour cela beaucoup de patience, surtout dans les débuts ; car le plus souvent, le tuberculeux a de la répugnance pour la nourriture ; mais il n'y a aucun inconvénient à le forcer à manger quand même : il digère bien ce qu'on arrive à lui faire absorber. Et d'ailleurs au bout de peu de temps, il finit par perdre ce dégoût de la nourriture et par bien manger ; mais il faut aux débuts, nous ne saurions trop le répéter le forcer à manger.

Le phtisique fera plusieurs repas par jour, quatre au moins ; les mets devront être variés autant que possible ; nous donnerons quelques indications sur les aliments qui sont le plus recommandables à ce point de vue.

Toutes les viandes sont bonnes, quelle que soit la manière dont elles sont apprêtées ; la viande crue est un aliment de premier ordre et l'on ne doit pas craindre son emploi ; au besoin on la fera prendre dans du bouillon, ou mélangée de fines herbes et arrosée d'un filet de vinaigre. Il n'y a lieu de proscrire que les organes (cœur, poumon, rate, rognons, etc.), que nous avons cités plus haut.

Les aliments gras devront être spécialement recherchés ; ils réparent l'usure générale de l'organisme : tous sont bons, gras le jambon, lard, beurre, huiles ; il en est de même des aliments préparés à l'huile, sardines, thon, laitances de hareng, caviar, etc. Le foie gras seul doit être rejeté, comme indigeste. Les huiles sont de tous les corps gras les plus assimilables et par suite les plus recommandables. C'est principalement comme corps gras qu'agit l'huile de foie de morue ; aussi obtient-on des résultats aussi bons en la remplaçant par de l'huile d'olive. Si le malade ne peut facilement la prendre à l'état naturel, on aura recours à la sauce mayonnaise, dont on fera un fréquent usage.

Pour ce qui est des légumes, il faut éviter les légumes verts, salades, qui ne font qu'encombrer l'estomac ; il ne faut pas néanmoins les écarter entièrement ; ils permettent de varier l'alimentation. Il ne faut pas abuser non plus des féculents, et, autant que possible, les prendre en purées ; les bouillies de riz, d'avoine, de gruau, etc., faites avec du lait, bien que peu nourrissantes peuvent être employées.

Le lait, bien qu'étant un aliment complet, ne peut suffire employé seul à l'alimentation des phtisiques ; il est néanmoins un adjuvant excellent. A moins d'être absolument sûr de la vache le fournissant et de le consommer aussitôt après la traite, il faut prendre soin de le faire bouillir comme nous l'avons indiqué.

Les œufs, crus ou légèrement cuits, contiennent des éléments très nourrissants.

Le tuberculeux enfin devra manger peu de pain. Comme boisson, les meilleures sont la bière, le lait ou le thé ; la forte bière brune en particulier est très reconstituante ; le vin n'est pas très utile ; en particulier le vin rouge sera écarté ; le vin blanc sera bu coupé d'eau.

Le traitement de la tuberculose doit porter non seulement sur l'alimentation, mais encore sur le genre de vie. Et tout d'abord la vie au grand air est un des meilleurs remèdes de la phtisie. Mais si théoriquement la valeur de l'air pur est universellement acceptée par les médecins de tous les pays, « pratiquement elle « est complètement négligée, a dit Bennet. En effet, « on dort dans une atmosphère tellement viciée par la « respiration, par les produits excrétoires divers ver« sés dans l'atmosphère, que le sang en est empoi« sonné. Quand les poumons malades demandent « l'air le plus pur, on ferme portes et fenêtres, sous « prétexte de refroidissement. Les malades suffoquent « et, pour les soulager, on leur donne de l'opium, au « lieu d'ouvrir leur fenêtre. Il faut vivre jour et nuit

« dans une atmosphère maintenue constamment pure « par une courant d'air qui traverse la chambre, en « allant de la fenêtre plus ou moins largement ouverte, « à une cheminée ouverte également. »

Aussi le tuberculeux ne devra-t-il pas hésiter à quitter la ville pour aller habiter la campagne, à quitter la vie de bureau pour la vie des champs. L'air des régions peu habitées est le seul qui convienne au phtisique. En tout cas, qu'il soit à la campagne ou qu'il doive, pour gagner sa vie, rester à la ville, il faut qu'il dorme la fenêtre ouverte ou, ce qui vaut mieux, que sa chambre à coucher soit munie de carreaux à ouvertures contrariées du Dr Cataing. (V. page 20) : nous l'avons déjà dit, nous le répétons avec intention : c'est une pratique que tout le monde tuberculeux ou non, devrait suivre.

Si le phtisique a des moyens lui permettant de choisir son domicile, il devra tenir compte des climats : les climats chauds ont l'inconvénient de diminuer l'appétit ; les climats sujets à de fréquentes variations atmosphériques devront naturellement être écartés ; les montagnes sont à recommander. Quant au bord de la mer, il doit être choisi surtout pour les enfants qui viennent d'être atteints par la tuberculose.

Le repos est souvent ordonné au phtisique, comme permettant à l'organisme de garder ses forces, mais un repos absolu — au moins aux débuts de la maladie — est à rejeter. Il faut de l'exercice ; l'un des meilleurs est sans contredit la marche ; la gymnastique respiratoire est excellente ; ces deux exercices seront combinés. Tous les cent pas, par exemple, le malade fera quelques inspirations et expirations, par le nez, ou quelques mouvements lents et rythmiques des membres supérieurs. Les exercices violents, tels que l'escrime, seront défendus ; le canotage, la bicyclette, l'équitation, ne seront permis qu'aux tuberculeux venant d'être atteints, et encore avec une grande modération.

Nous avons déjà parlé de l'importance de l'hygiène corporelle : disons à ce propos que les douches sont sujettes à caution et qu'il vaut mieux, par prudence, les proscrire.

Pour ce qui est des vêtements, ils ne devront pas être trop légers l'été ; l hiver ils devront tenir chaud sans être trop lourds ; l'usage du gilet de flanelle est excellent.

En résumé, comme le disait le docteur Léon Petit à l'Œuvre des enfants tuberculeux, la **campagne, le repos, l'alimentation, le bien-être matériel et moral peuvent seuls neutraliser le mal qu'ont enfanté la ville, la fatigue, la faim, la misère ou les mauvais traitements** (1).

Ce traitement hygiénique, qui joue le plus grand rôle dans le traitement de la tuberculose, peut être aidé par quelques médicaments appropriés.

V

Les médicaments de la tuberculose.

Il n'y a pas de médicament spécifique de la tuberculose, avons-nous déjà dit. Ce n'est pas faute de reeherches. Parmi les nombreux travaux faits à ce sujet, il faut citer particulièrement ceux qui ont trait à l'emploi de la sérumthérapie, les seuls d'ailleurs qui semblent — au moins jusqu'à présent — avoir quelques chances d'aboutir à un mode de traitement rationnel.

Nous ne rappellerons pas les travaux de MM. Héricourt, Ch. Richet, Bertin et Picq, Lépine, Bouchard, Landouzy, Pinard, Grancher, Martin, Boinet, Charrin, etc., à ce sujet ; mais nous dirons quelques mots de ceux de M. Maragliano (de Gênes), et de Behring, qui ne tarderont certainement pas à entrer complètement dans le domaine de la pratique.

Nous avons dit que la tuberculose avait des ten-

(1) Bulletin mensuel de l'*Œuvre des enfants tuberculeux*, février 1898, p. 47.

dances à guérir naturellement (c'est d'ailleurs pour cela que le traitement hygiénique et fortifiant, que nous avons décrit en details, facilite la guérison, en lui fournissant les forces nécessaires à sa défense). Cette défense naturelle de l'organisme semble due à la production d'antitoxines, c'est-à-dire de substances neutralisant les effets des poisons ou toxines secrétés par les microbes ; en effet, on trouve ces antitoxines dans le sang de l'homme sain et dans l'organisme des malades qui ont guéri spontanément de la tuberculose.

C'est en 1896 que M. Maragliano a commencé ces recherches qui l'ont amené à découvrir un sérum doué de propriétés antimicrobiennes et antitoxiques, c'est-à-dire immunisateur et curateur ; Behring, de son côté, ayant pu par des injections répétées de tuberculine (1), guérir une vache tuberculeuse, celle-ci présentait dans son sérum (partie liquide du sang) un produit nouveau qui serait une antitoxine très puissante, dont 2 centimètres cubes suffiraient pour neutraliser la toxine spécifique capable de tuer deux cobayes, à la dose d'un gramme.

Mais malgré les résultats de ces belles recherches qui font honneur à leurs auteurs, malgré les guérisons obtenues par M. Maragliano, il faut avouer qu'on n'en est encore en réalité qu'à la période des espérances.

D'ailleurs, comme le disait avec raison le professeur Landouzy dans son rapport sur la sérumthérapie au Congrès de la tuberculose, le sérum préventif et curatif antituberculeux serait-il trouvé qu'il ne faudrait encore demander à la sérumthérapie que ce qu'elle peut donner. Demander à la sérumthérapie antituberculeuse d'enrayer et de guérir l'infection tuberculeuse, c'est vraiment demander plus que ne pourra vraisemblablement jamais donner la thérapeutique la plus spécifique qu'on puisse inventer.

Il est d'ailleurs certain que lorsque les règles de la

(1) Rappelons qu'on désigne sous le nom de tuberculines les produits chimiques fabriqués par le bacille de la tuberculose.

sérumthérapie antituberculeuse seront fixées, elle ne saura être utile que si elle est appliquée assez tôt. Pour la tuberculose il en sera de même que pour la diphtérie, au sujet de laquelle MM. Roux et Martin ne cessent de proclamer que « l'application précoce du traitement antidiphtérique est la première condition du succès. »

Lorsque la sérumthérapie antituberculeuse, préventive et curative sera réalisée, elle ne supprimera pas le traitement hygiénique par l'aérothérapie et l'alimentation copieuse, auquel on doit actuellement la plus grande partie des guérisons.

S'il n'existe pas de médicament spécifique de la tuberculose pulmonaire, on peut utiliser les propriétés des antiseptiques qui agissent sur les poisons produits par la vie ou la mort des bacilles de la tuberculose, ou des microbes qui se trouvent en même temps que lui dans l'organisme. Tel est le mode d'action de la créosote, du gaïacol, etc.

De tous les médicaments, l'un des plus employés est certainement l'arsenic qui n'a aucune action microbicide, mais semble agir en modifiant la nutrition générale. Quel que soit le mode d'administration employé, on ne doit en prendre que quinze jours par mois au plus. Les tuberculeux atteints de troubles digestifs, quels qu'ils soient, ne devront pas prendre d'arsenic.

L'huile de foie de morue est par excellence le remède populaire de la tuberculose, mais aussi celui que les malades prennent le plus difficilemennt.

Le tannin est encore un des médicaments fréquemment usités ; il semble avoir une action très favorable sur la santé des phtisiques, même à une période assez avancée.

Le traitement *révulsif* (vésicatoires, pointes de feu, etc.), est aussi très efficace.

Il nous faudrait tout un volume pour décrire les innombrables médicaments proposés pour le traitement de la tuberculose ; nous nous sommes contentés d'indiquer ceux dont l'efficacité des effets est le plus hors de doute. Mais, nous ne saurions trop le dire, ces médicaments ne doivent et ne peuvent que venir en aide au traitement hygiénique et alimentaire auquel on doit attacher une grande importance.

Il n'est pas jusqu'aux rayons X qu'on n'ait essayé pour le traitement de la tuberculose ; mais ils sont loin d'avoir donné les résultats qu'on croyait pouvoir en attendre et, jusqu'à nouvel ordre, s'ils peuvent rendre de grands services en ce qui concerne le diagnostic de la tuberculose, il faut en rejeter l'emploi en ce qui concerne le traitement.

En résumé, **quelques médicaments peuvent venir en aide au traitement hygiénique de la tuberculose ; mais il ne faut pas en abuser et en tous cas, ils ne doivent être pris que sur l'indication du médecin.**

VI

La tuberculose dans la famille.

Dans son rapport à l'Académie de médecine, le professeur Grancher a nettement indiqué ce qui se passe le plus souvent dans une famille où éclate la tuberculose.

Bien que toussant et crachant depuis plusieurs mois, bien que maigri et devenu très faible, le tuberculeux ignore le plus généralement la cause de ses maux, qu'il attribue volontiers à une simple bronchite, qui s'en ira, croit-il, comme elle est venue.

Si d'autres membres de la famille sont frappés à leur tour, même mortellement, il pense que ce sont des accidents qui n'ont aucun rapport avec sa maladie.

Si, par hasard, il devient inquiet, commence à avoir des doutes sur son état, parents et amis, aidés, conseillés même parfois par le médecin, s'entendent pour lui persuader que son mal n'a aucun rapport avec la tuberculose, qu'il n'a pas à s'inquiéter, que la guérison ne tardera pas.

Ce que nous avons dit montre combien est regrettable cette manière de faire. Le tuberculeux — au moins à la première période — doit connaître son état et doit savoir qu'il guérira, à condition de suivre un régime de suralimentation et d'hygiène très sévère.

Bien entendu, il ne doit pas en être de même pour le tuberculeux à la dernière période, condamné à une mort plus ou moins prochaine ; celui-là, dit le Dr Grancher, a droit au mensonge de son entourage et de son médecin.

Il est juste de dire que l'ignorance actuelle du public au sujet de la curabilité de la tuberculose, fait que le médecin doit lutter contre le malade qui ne demande qu'à être trompé et contre la famille qui, si elle voudrait savoir la vérité, a peur de l'entendre ; il en résulte que, si le médecin, pour se couvrir, ose parler franchement, c'est à quelque personne de second rang, sans aucune autorité sur le malade, qu'il dit la vérité.

Cet état de choses déplorable, présente un autre inconvénient assez grave : « Pour les mêmes raisons, dit le Dr Grancher dans son intéressant rapport, qui, dès l'abord, ont engagé le traitement dans une mauvaise voie, la prophylaxie est négligée, oubliée ou à peine indiquée. On aurait bien trop peur d'effrayer ou de contrister le malade ; mieux vaut paraître tout ignorer... et ne rien faire. Et, de fait, le bacille tuberculeux qui trouve le champ libre, à qui l'on n'oppose que des traitements timides et intermittents, soigneusement combinés pour entretenir l'ignorance du malade et les illusions de la famille, pour tromper aussi la petite ville dont il faut conserver les relations et la bonne opinion, le bacille fait son œuvre impitoyable. « *Et bientôt, cependant, on sait, tout le monde sait, mais trop tard, la vérité ! A la cacher, on a donc tout perdu.* »

Nous l'avons déjà dit plusieurs fois et nous ne saurions trop le répéter, un diagnostic précoce et un traitement bien compris suivi dès le début, amènent la guérison. Mais il faut le consentement et le *vouloir guérir* du malade (selon le mot juste du Dr Grancher), qu'on ne peut évidemment obtenir sans lui ouvrir les yeux.

Certainement il ne faut pas brusquement dire à un malade qu'il est phtisique. Il faut avoir soin de choisir le moment favorable de l'amener petit à petit à connaître la vérité et surtout il faut insister sur la curabilité de son mal.

« Certes, disait à l'Académie le Dr Grancher, le « premier émoi est assez vif et, maintes fois, les lar- « mes jaillissent des yeux ; mais je serais tenté de « les appeler bienfaisantes, tant j'ai vu souvent, « quelques semaines, quelques mois après, les ma- « lades venir me remercier de leur avoir dit la vé- « rité ! Cette vérité, qu'ils redoutaient tant quand ils la « soupçonnaient seulement, avait été acceptée bien « vite, avec philosophie, puis avec courage, et était « devenue le ressort toujours actif de leur fidélité au « traitement. »

Et lorsque le malade aura appris la vérité, il sera facile d'éviter la contagion dans son entourage, en prescrivant l'usage du crachoir, le lavage de la chambre qui remplacera le balayage ; comme le demande le Dr Henri Monod, il faut apprendre au malade qu'il est le premier intéressé à ces mesures d'hygiène pour éviter une réinfection, une aggravation de son mal.

La plus grosse difficulté réside dans le diagnostic précoce de la tuberculose ; plus tôt est fait le diagnostic, plus la guérison est assurée. Aussi, croyons-nous, qu'il est de la plus grande importance de tenir compte de ce que les enfants nés de parents tuberculeux sont, nous l'avons déjà dit, « des candidats à la tuberculose », c'est-à-dire sont susceptibles de devenir tuberculeux à la moindre occasion Tous ces enfants devront donc être soumis, dès leur naissance, aux précautions prophylactiques et au traitement hygiénique que nous avons indiqués. Combien voyons-nous d'enfants autour de nous, qui ne sont arrivés à l'âge de quinze ou seize ans qu'à force de soins, après de nombreuses bronchites, et qui, bien qu'ils n'aient aucune maladie apparente, bien que les parents les croient en très bonne santé, bien qu'ils ne souffrent pas, nous paraissent atteints d'une tuberculose latente qui ne pourra manquer de se réveiller un jour. Ces enfants ont peu d'appétit, n'aiment guère la viande, sont fatigués par une promenade assez longue, etc. Il y a, ou il y a eu, des tuberculeux dans leur famille. Le doute n'est donc pas possible. Et, malgré les conseils qui leur sont donnés, les parents ne veillent pas sur leurs enfants, ne les forcent pas à manger ; pour eux ils ne sont pas malades et quand la tuberculose se déclarera ouvertement, on trouvera toujours un refroidissement quelconque pour lui attribuer le malaise qu'il n'aurait certainement pas provoqué si l'enfant avait été soumis au régime alimentaire et hygiénique nécessité par son état.

En réalité, c'est au médecin de prévenir la famille ; malheureusement, on a perdu un peu l'habitude d'avoir toujours le même médecin. On va consulter tantôt tel docteur, tantôt tel autre, qui ne connaît pas assez les antécédents de ses clients, et on ne va le consulter que quand une maladie est nettement déclarée.

Le médecin est de moins en moins l'ami, le conseiller de la famille, il n'est guère plus appelé que quand il y a urgence. C'est là, croyons-nous, un tort. Nul ne soignera mieux un malade que celui qui l'a vu naître et a suivi pas à pas son évolution, et connaît le passé de ses parents au point de vue de la santé et de la maladie.

VII

La tuberculose dans les magasins, les ateliers, au théâtre, à l'école, dans l'armée, etc.

C'est particulièrement dans les milieux où il y a agglomération d'individus (ateliers, magasins, hôtels, écoles, casernes, etc.) qu'il y a lieu de prendre les mesures tant hygiéniques que prophylactiques contre la tuberculose, que nous avons indiquées.

Les magasins, particulièrement les grands magasins, sont des foyers actifs de tuberculose. D'une part, le flot des visiteurs incessamment renouvelé agite et maintient en suspension un nuage de poussière (Dr Grancher) ; d'autre part, vendeurs et vendeuses sont d'autant mieux exposés à la contagion qu'ils vivent de longues heures du jour dans un air confiné et dans une atmosphère pleine de poussières (Dr Landouzy) (1).

Combien grand est le nombre des tuberculeux parmi les employés et garçons de ces magasins, qui devraient avoir quitté depuis longtemps cette vie sédentaire pour une vie au grand air, à la campagne; laquelle aurait ce double avantage d'amener leur guérison et d'épargner la contagion à leurs camarades et aux clients !

Pour ce qui est des crachoirs, ils sont très rares dans les magasins et, quand il y en a, ils sont placés dans les conditions les plus favorables à la contagion, sur le parquet et ils sont remplis de sciure de bois.

Ce que nous venons de dire des magasins pourrait se répéter pour les ateliers. Dans les uns comme dans les autres il y a parmi les employés ou les ouvriers nombre de tuberculeux qui, « après avoir fléchi un instant sous les coups du bacille, lui résistent et continuent leur profession, surtout si celle-ci est peu

(1) *Académie de médecine.* — Discussion sur la tuberculose (1898).

fatigante et sédentaire. Participant à la vie commune pendant des années et émettant inconsciemment des milliards de bacilles, ils souillent tout autour d'eux et sont la cause la plus puissante de la contagion. C'est le devoir strict du patron ou du chef d'atelier de connaître ce danger et d'y parer. » (Dr Grancher.) C'est aux médecins-inspecteurs qu'il appartient de prévenir et d'instruire les patrons.

Les mesures hygiéniques devraient être particulièrement prises dans les hôtels, les maisons meublées, etc. Le Dr Landouzy a signalé à l'Académie de médecine des exemples lamentables de foyers de tuberculose qu'il a vu s'allumer et durer dans des hôtels ou des maisons d'étudiants, dans lesquels, à plusieurs années de distance, et dans les mêmes chambres succombaient à la phtisie plusieurs générations de « pays » venus à Paris sains et vigoureux. En dépit des observations faites, dit le Dr Landouzy, aucune mesure préservatrice n'était prise, « pour ne pas effrayer, disait-on, les jeunes gens, étudiants en droit ou en médecine, qui ne manqueraient pas à la rentrée prochaine, de venir prendre la place de ceux qui partaient. »

Dans les théâtres, tout est également à organiser, et il est à remarquer que c'est surtout le personnel qui y vit qui est exposé à la contagion, plus encore que le public ; tout le monde a, dans les coulisses, la mauvaise habitude de cracher par terre. Aussi le Dr Landouzy ne craint-il pas de dire, vu le nombre de machinistes, de figurants, d'électriciens, de choristes, etc., qu'il a vu entrer tuberculeux à l'hôpital, que le plus grand danger que fait courir l'*envers* du théâtre n'est pas le feu.

De même, les employés des postes et télégraphes payent un large tribut à la tuberculose, qu'ils contractent plus dans leur vie professionnelle que dans leur vie de famille. La preuve en est que le nombre de tuberculeux est beaucoup plus faible chez ceux d'entre eux qui vivent à l'extérieur, chez les facteurs notamment, malgré les fatigues et les intempéries auxquelles ils sont exposés, que chez ceux qui vivent dans les bureaux.

Nous pourrions citer encore nombre de professions pour lesquelles il nous suffirait de répéter mot pour mot ce que nous venons de dire.

Les établissements d'instruction dont les habitants sont exposés à la tuberculose et par suite de l'agglomération d'individus et par suite du surmenage intellectuel, doivent être l'objet des soins les plus minutieux.

On devrait partout suivre l'exemple du Préfet de la Seine qui, dans une récente circulaire, a proscrit dans toutes les classes des écoles primaires le balayage sec pour le remplacer par le balayage humide, et a ordonné l'installation de crachoirs dans les écoles et l'affichage de ces mots : *Défense de cracher par terre et de balayer à sec*, selon le vœu émis à l'Académie par le Dr Grancher.

L'armée est certainement un des milieux les plus propices à la propagation de la tuberculose. Aussi n'est-on pas étonné d'y voir prendre de sérieuses mesures de prophylaxie. Des instructions ont été données pour que les conseils de revision réforment non seulement les conscrits atteints de *tuberculose confirmée*, mais encore ceux chez lesquels il y a, selon les termes mêmes de l'instruction ministérielle, *imminence de tuberculisation.*

Des crachoirs, accompagnés d'écriteaux défendant de cracher ailleurs, ont été placés dans toutes les casernes ; peut-être ne remplissent-ils pas, il est vrai, encore partout les conditions requises; mais il y a là un grand progrès : ils y étaient excessivement rares, il y a cinq ou six ans.

Il ne faut pas croire non plus que la vie militaire aggrave l'état de tous les tuberculeux. Nombre de jeunes gens arrivent au régiment débiles, amaigris, de constitution faible et en sortent avec une meilleure santé; la vie en plein air que l'on mène au régiment y est pour beaucoup. Il faut cependant remarquer avec le Dr Chauvel que ce sont surtout les tuberculeux de famille riche ou aisée, ceux qui peuvent de leurs deniers ajouter à la soupe ou au rata traditionnels une alimentation plus reconstituante.

L'armée peut beaucoup pour la lutte contre la tuberculose.

Maintenant, en effet, que tous les Français font leur service militaire, comme l'a dit justement G. de Lys, « le régiment est la grande école par laquelle « passe aujourd'hui toute la nation. »

Il doit être surtout la grande école d'hygiène, et nous aimerions, à côté des théories concernant l'art militaire, voir faire aux hommes de nombreuses conférences d'hygiène, conférences qui, d'ailleurs, ont lieu dans nombre de corps. Mais ce n'est pas seulement au commandement qu'il convient d'intervenir ; ce sont aussi et surtout les hommes instruits, qui, par leur exemple et leurs conversations, peuvent et doivent faire l'instruction et l'éducation hygiéniques des recrues. Comme nous le disions jadis ailleurs (1), l'armée est en quelque sorte l'école mutuelle de toute la partie mâle de la population, et cette instruction mutuelle profite aussi à la partie féminine qui, parmi les soldats rendus à la vie civile, trouve ou retrouve des parents, des alliés, des époux.

VIII

Les tuberculeux à l'hôpital.

Nous avons vu que le tuberculeux était un danger pour son entourage.

Mais, si le tuberculeux doit être, autant que possible, soustrait à la société bien portante, ce n'est assurément pas « pour être offert en foyer de contagion permanente à la population laborieuse, active et

(1) G.-H. Niewenglowski et L. Ernault : *Pour nos soldats* : Conseils pratiques ; hygiène et morale du service militaire, 2e édition, Paris, Société d'éditions scientifiques, 4, rue Antoine-Dubois.

malade qui vient demander à l'hôpital quelques jours de repos, d'hygiène et de salubrité avant tout, puis de soins et de médicaments, s'il y a lieu ; d'autant que c'est surtout dans ces moments de dépression de l'organisme que, la contagion se présentant, l'infection tuberculeuse se fait le plus facilement », a dit avec raison Mademoiselle Jeanne Leclerc dans sa thèse inaugurale.

Mais, si le tuberculeux est un danger pour les malades hospitalisés, quel est son sort à l'hôpital ?

Nous avons vu que l'aération continue et la suralimentation devaient former la base du traitement de la tuberculose. Ces deux conditions sont loin d'être remplies. Aussi Mademoiselle Jeanne Leclerc dit-elle dans son intéressant travail :

« Le milieu hospitalier n'offre aucun avantage au tuberculeux, mais beaucoup d'inconvénients (agglomération d'individus dans un espace restreint, air confiné, balayage deux et trois fois par jour avec soulèvement de poussières polybactérifères, nuit troublée par les plaintes des malades et des agonisants, passage des surveillants, nourriture grossière, peu variée) enfin tout ce qu'il ne faut pas. Ajoutons à cela l'indifférence apparente du personnel qui dissimule ainsi une pitié profonde pour la situation lamentable du condamné à qui l'on octroye chaque jour le julep traditionnel et quelques pointes de feu quand les externes ont le temps, et nous aurons le tableau à peu près complet de la situation du malheureux. C'est une consomption rapide. »

Il faut cependant faire exception pour le tuberculeux atteint d'accidents aigüs, qui peut tirer profit d'un court séjour à l'hôpital, à la condition toutefois qu'il en sorte, dès que les accidents sont passés.

Le tuberculeux doit donc être soigné dans un hôpital fait spécialement pour lui, dans un *sanatorium*. De tels établissements existent bien en France ; mais ils sont surtout destinés à la classe riche. Quant aux sanatoria pour indigents, il n'y en a que fort peu, alors qu'en Suisse ils sont en nombre égal à celui des cantons, qu'en Allemagne on en compte près d'une centaine.

A Paris, en particulier, plus de 1.200 tuberculeux sont soignés dans les hôpitaux. Un tel état de choses ne peut durer. On est bien en train de construire aux environs de Paris un hôpital spécial pour les tuberculeux ; mais le nombre de lits sera restreint ; une installation spéciale a bien été faite à l'hôpital Boucicaut, dans le service du Dr Letulle. Mais tout cela est notoirement insuffisant.

Comme le dit avec raison le Dr Letulle dans un article publié par la *Presse médicale* (1) :

« Les tuberculeux parisiens hospitalisables devraient tant qu'ils sont curables, trouver, *dans des sanatoriums populaires extra-urbains*, toutes les ressources de la cure hygiénique, identiques à celles prodiguées aux malades riches.

L'éducation hygiénique des malades pauvres, de leur famille, du public tout-entier, trouverait là un moyen de propagande salutaire.

Enfin, en sauvant, grâce à ces mesures, nombre d'existences, la Société réaliserait du même coup d'incalculables bénéfices. Les résultats déjà obtenus en Allemagne et en Suisse fournissent autant de preuves décisives. »

Nous devons pourtant dire que si l'Administration de l'Assistance publique n'a encore rien fait pour les tuberculeux, l'initiative privée lui a donné l'exemple. Nous citerons particulièrement l'*Œuvre des enfants tuberculeux* dont les hôpitaux de Villiers et d'Ormesson sont des modèles.

(1) *La Presse médicale*, 24 décembre 1898. Le Parisien tuberculeux à l'hôpital.

Résumé.

I. La tuberculose, *qui est de toutes les maladies celle qui fait le plus de victimes*, est **une maladie évitable. La contagion se fait le plus souvent par les crachats,** parfois par les aliments.

En remplaçant le balayage à sec — qui est un procédé déplorable — par le **balayage humide** et en faisant usage de **crachoirs convenables remplis d'un liquide antiseptique**, en **faisant bouillir le lait**, la contagion peut être évitée.

II. **Certains individus sont plus particulièrement prédisposés à la tuberculose. Ce sont principalement :**

1° Les sujets appartenant à des familles dont un ou plusieurs membres sont tuberculeux.

2° Tous ceux dont l'organisme est affaibli par une alimentation insuffisante, un surmenage physique ou intellectuel, par des excès tels que l'abus de l'alcool.

3° Les individus atteints ou en convalescence de *rougeole*, de *coqueluche*, de *variole*, les *diabétiques*. **Les personnes prédisposées doivent prendre les précautions que nous avons indiquées.**

III. **La tuberculose est une maladie curable**, surtout si elle est soignée dès le début. Le meilleur des traitements est le **traitement hygiénique** qui consiste dans la vie au grand air, l'aération des chambres pendant la nuit, la suralimentation. Il peut être aidé par quelques médicaments dont il ne faut pas abuser et *qui ne doivent être pris que sur l'avis du médecin.*

TABLE DES MATIÈRES

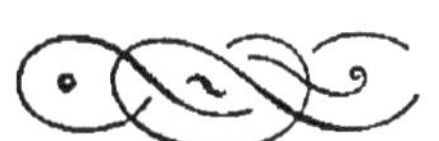

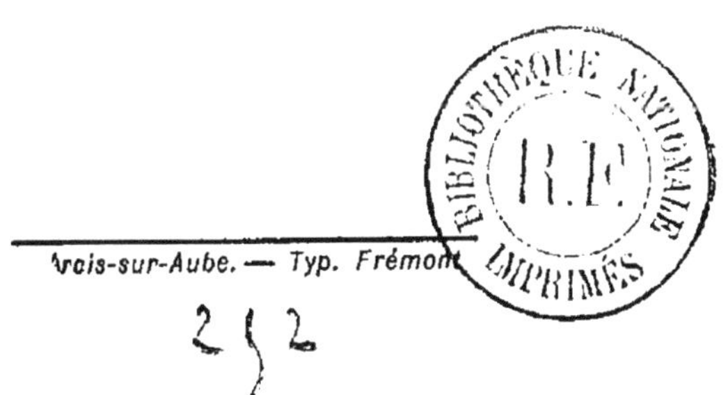

Arcis-sur-Aube. — Typ. Frémont

www.ingramcontent.com/pod-product-compliance
Ingram Content Group UK Ltd.
Pitfield, Milton Keynes, MK11 3LW, UK
UKHW020454230726
13925UKWH00005B/1921

9 782014 036305